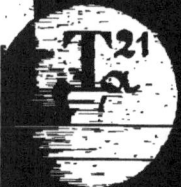

ÉTUDE COMPARATIVE

DE

L'OS DU BRAS

DANS L'HOMME ET QUELQUES MAMMIFÈRES.

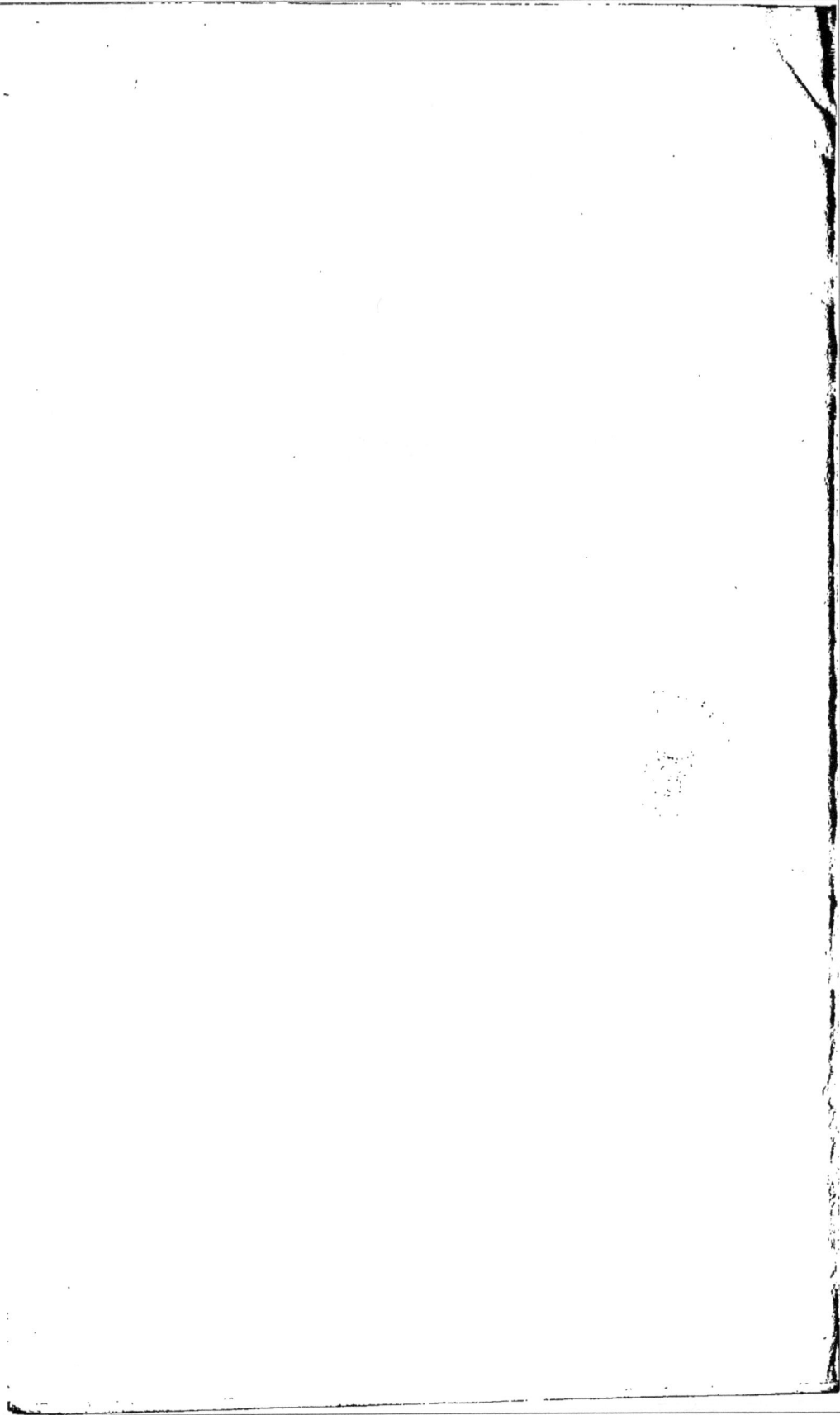

ÉTUDE COMPARATIVE

DE

L'OS DU BRAS

DANS L'HOMME ET QUELQUES MAMMIFÈRES;

Par A. LAVOCAT,

Professeur à l'École impériale vétérinaire de Toulouse, Membre
de l'Académie impériale des Sciences, Inscriptions
et Belles-lettres de la même ville, etc.

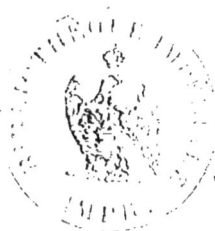

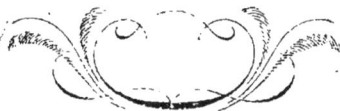

TOULOUSE,

IMPRIMERIE DE JEAN-MATTHIEU DOULADOURE,

RUE SAINT-ROME, 41.

1855.

ÉTUDE COMPARATIVE

DE

L'OS DU BRAS

DANS L'HOMME ET QUELQUES MAMMIFÈRES.

———

Ces recherches sur l'anatomie comparative des membres thoraciques, entreprises il y a déjà quelques années, ont pour but de coordonner ce que l'anatomie rencontre dans l'homme et dans les mammifères les mieux connus, afin d'arriver à des notions plus précises et moins dissemblables pour l'anatomie comparée.

Une des causes de l'obscurité qui règne tient à ce que souvent des parties semblables ont reçu, sans motifs fondés, des noms différents dans l'anatomie de l'homme et dans l'anatomie des animaux domestiques.

Il faut donc chercher à établir l'unité dans les désignations. Et, pour atteindre ce but, le meilleur guide à suivre est évidemment la loi des connexions.

Je me propose d'examiner successivement les *os*, les *muscles*, les *vaisseaux* et les *nerfs*. Dans un premier Mémoire, je me suis occupé des *os de l'épaule* (**1**). C'est au même point de vue que j'aborde l'étude de *l'os du bras*.

———

L'*humérus* est le seul rayon osseux de la région du bras. Entièrement libre sur le côté du thorax, il est conséquemment mobile en tous sens chez l'*homme*. Mais, dans les *quadrupèdes*, la mobilité est sacrifiée à la solidité ; et l'os du bras est

———

(1) Voir *Mémoires de l'Académie*, 4ᵉ série, tom. 2, pag. 277. — 1852.

maintenu par les muscles contre la poitrine complétement ou incomplétement , selon que les espèces sont d'un poids plus ou moins considérable , et selon le degré de mobilité que possède encore la main de ces animaux.

La *direction* de l'humérus peut varier de la verticale à l'horizontale. Vertical chez l'*homme* , horizontal dans la *taupe* , très-oblique , presque horizontal dans le *bœuf* , il est incliné de 45° environ chez le *cheval*. Mais toujours sa direction est parallèle à celle du sternum ; toujours aussi , dans les quadrupèdes , l'humérus est dirigé en arrière et en bas , en sens inverse de l'omoplate , sur laquelle il doit exécuter son mouvement de flexion.

Pour faire apprécier la *longueur* de l'humérus de quelques mammifères, relativement à celle des autres rayons du membre thoracique , j'ai dressé le tableau suivant.

Longueur comparative des rayons du membre thoracique.

	OMOPLATE.	HUMÉRUS.	RADIUS.	CUBITUS.	MAIN.
Homme.........	0ᵐ,105	0ᵐ,330	0ᵐ,245	0ᵐ,270	0ᵐ,200
Gibbon (1)........	0,045	0,135	0,140	0,145	0,105
Sapajou.........	0,050	0,100	0,100	0,115	0,075
Chauve-souris.....	0,010	0,030	0,055	0,055	0,100
Écureuil.........	0,026	0,058	0,035	0,044	0,042
Rat.............	0,020	0,025	0,023	0,027	0,018
Lièvre..........	0,078	0,095	0,104	0,120	0,065
Lapin...........	0,060	0,070	0,070	0,085	0,046
Chat..	0,075	0,100	0.095	0,115	0,080
Chien..........	0,160	0,200	0,200	0,225	0,165
Éléphant.........	0,700	0,800	0,620	0,780	0,400
Porc...........	0,300	0,210	0,190	0,255	0,220
Girafe..........	0,530	0,400	0,620	0,690	0,880
Bœuf.	0,500	0,310	0,320	0,410	0,385
Chèvre.........	0.230	0,180	0,180	0,230	0,230
Mouton.........	0,210	0,140	0,170	0,210	0,240
Cheval.........	0,450	0,310	0,360	0,460	0,450
Ane	0,550	0,240	0,290	0,365	0,345
Mulet..........	0,400	0,270	0,340	0,420	0,415

(1) Le sujet que j'ai examiné était un jeune gibbon (*hilobates agilis*) de Sumatra.

D'après ce tableau, on voit tout d'abord que la longueur de l'humérus n'est pas toujours en rapport avec la taille, puisque cet os, plus court dans le *bœuf* et le *cheval* que chez l'*homme*, est, dans le *chien* et le *porc*, presque égal à celui de l'*âne*, et plus long que celui de la *chèvre* et du *mouton*.

Mais, sous un autre point de vue, on peut constater que si, en général, la longueur de l'humérus est en raison directe du développement des cinq doigts, elle est plus généralement encore en raison inverse de la longueur de la main. Ainsi, par exemple, ce n'est pas dans l'*homme*, mais dans l'*éléphant* que la longueur de l'humérus, comparée à celle de la main, est le plus considérable ; la main est une fois plus longue que l'os du bras dans la *girafe*, et deux fois plus dans les *chauve-souris*.

Sous ce même rapport, on peut remarquer aussi : 1° que l'humérus est plus long que la main dans l'*éléphant*, l'*homme*, le *lapin*, le *lièvre*, le *rat*, les *singes*, le *chat* et le *chien* ; 2° que l'humérus est à peu près égal à la main dans le *porc* ; 3° et que l'humérus est plus court que la main dans l'*écureuil*, le *bœuf*, la *chèvre*, le *cheval*, l'*âne*, le *mulet*, le *mouton* et surtout dans la *girafe*.

Configuration générale. — L'os du bras n'est généralement pas rectiligne. Dans les quadrupèdes, il est presque toujours courbé, à concavité postérieure ; et cette incurvation est telle, que l'os, vu de profil, a une forme d'*S*, surtout dans le *chien* et le *porc*.

L'humérus de l'*éléphant* est arqué en dedans, celui de l'*homme* l'est en dehors. Mais, ni chez l'homme ni dans aucun animal, l'humérus n'est tordu. Pour s'en convaincre, il suffit de l'examiner dans le *chat*, le *lièvre*, le *kanguroo*, les *singes*, etc. (1).

La prétendue torsion de l'humérus, si souvent invoquée en

---

(1) Voir, pour plus de détails, *Recherches d'anatomie philosophique sur la torsion de l'humérus*, par A. Lavocat (Comptes-rendus hebdomadaires de l'Institut ; — Séance du 3 juillet 1854, pag. 29).

anatomie philosophique, n'est qu'une apparence due à la manière dont le corps de l'os est sculpté plus ou moins profondément sur le côté externe de sa moitié inférieure ; dans différentes espèces.

En géneral, l'humérus des quadrupèdes se distingue de celui de l'homme par le grand volume de la partie supérieure. Le développement des éminences de l'extrémité scapulaire, la saillie des crêtes antérieure et externe de la moitie supérieure de la diaphyse donnent à cette partie la forme d'un prisme ou d'une pyramide triangulaire renversée. Cette disposition, qui indique l'énergie des muscles moteurs et l'étendue des plans articulaires supérieurs, est évidemment en harmonie avec le rôle de colonne de soutien, c'est-à-dire avec la destination principale de l'humérus chez les quadrupèdes. Chez l'homme, au contraire, il y a, au-dessous de l'extrémité supérieure, un rétrécissement circulaire qui figure une sorte de *col*. Il en est à peu près de même dans les *singes*.

La moitié inférieure de l'humérus peut affecter deux formes : 1° elle est comprimée d'avant en arrière, élargie transversalement dans l'*homme* et dans les mammifères dont la main n'est pas exclusivement employée au soutien du corps, tels que les *singes*, les *rongeurs*, les *chats*, les *marsupiaux*, etc. ; 2° elle est, au contraire, comprimée latéralement dans les espèces dont la main ne sert qu'à l'appui, comme chez le *porc*, les *équidés*, les *ruminants*, etc.

EXTRÉMITÉ SUPÉRIEURE.

Dans l'*homme* et dans les *quadrupèdes*, cette extrémité ne diffère pas seulement par le volume, il y a aussi des particularités relatives à la position, à la forme, etc. des diverses parties. C'est ainsi que chez l'homme, la *tête* est interne, la *grosse tubérosité* en dehors, la *petite tubérosité* en avant, et la *coulisse bicipitale* antérieure et externe ; tandis que dans les *quadrupèdes* et même chez les *singes*, la *tête* est postérieure ; la *grosse tubérosité* est encore externe, mais la *petite tubérosité* devient interne ; et la *coulisse bicipitale*, quelquefois antérieure, est plus généralement interne.

Voyons maintenant les autres détails de ces mêmes parties.

Tête. — Elle est toujours dirigée de telle sorte que son axe forme en haut avec l'axe de l'humérus un angle d'environ 45°; elle est soutenue par un arc-boutant qui s'efface bientôt sur le corps de l'os. Cette sorte de console, courte et peu saillante, représente seule ce qu'on peut appeler le *col* de la tête.

Quant à ce qu'on nomme improprement *col anatomique*, c'est la marge articulaire, c'est-à-dire l'espace circulaire compris entre la périphérie du cartilage diarthrodial et les points d'attache du ligament capsulaire. Cette marge, qui augmente l'étendue de la surface de glissement, est toujours plus large en dehors : disposition évidemment favorable au mouvement d'abduction.

Dans l'*homme* seulement, la tête de l'humérus est à peu près régulièrement hémisphérique, ce qui permet des mouvements en tous sens. En outre, elle est plus élevée que les autres éminences de l'extrémité supérieure.

Dans les *singes*, elle dépasse aussi le niveau des deux tubérosités ; mais elle est moins saillante que dans l'*homme ;* et elle est un peu plus large en avant qu'en arrière, surtout dans les *sapajous.*

Dans les *quadrupèdes*, chez lesquels les principaux mouvements du bras s'exécutent en avant et en arrière, la *tête* est un segment de sphéroïde plus étendu et moins saillant que dans l'homme.

Elle n'est pas régulièrement circulaire : plus large en avant, elle s'allonge dans le sens antéro-postérieur ; et elle forme en arrière une saillie prononcée, déjà marquée dans le *sapajou,* et soutenue par un col court et très-arqué.

Grosse tubérosité ou *trochiter.* — Cette éminence à insertions musculaires est peu développée chez l'*homme*. Mieux détachée dans les *rongeurs*, elle s'élève un peu plus dans les *carnassiers*. Mais c'est surtout chez les *ruminants*, ainsi que dans le *porc*, qu'elle est remarquable par son étendue et sa hauteur.

Elle est encore volumineuse dans les *chevaux*, mais son élévation est moindre ; en outre, elle est tout-à-fait externe, comme chez l'*homme*, tandis que dans les autres quadrupèdes domestiques, elle est antérieure et externe.

Elle a généralement la forme d'une masse irrégulièrement pyramidale, à base supérieure, et elle peut être divisée en deux sections, l'une *antérieure* et l'autre *postérieure*.

1° La *partie antérieure* forme, en s'élevant, le *sommet* du *trochiter*, point d'insertion du muscle sus-épineux. Peu saillante dans l'*homme*, les *singes*, les *rongeurs* et l'*éléphant*, elle est très-developpée dans le *porc* et les *ruminants*.

2° La *partie postérieure* n'est bien développée que dans le *chien*, le *porc*, l'*éléphant*, les *ruminants* et les *équidés*. Dans ces animaux, elle porte une surface d'insertion située sur le côté externe, en bas et en arrière de la section antérieure. Ellipsoïde, rugueuse et bornée en avant par la *crête trochitérienne*, elle sert d'implantation au tendon de la branche superficielle du sous-épineux. Mais, en outre, dans ces mêmes quadrupèdes, la partie postérieure de la grosse tubérosité, plus développée que dans l'homme, les singes, le lièvre et le chat, s'élève et forme une proéminence épaisse, à bord supérieur demi-circulaire, et dont l'étendue et la hauteur sont surtout remarquables chez le *bœuf*.

En haut et en dehors, elle se dispose en un plan renflé, ovalaire, et dont le grand diamètre est oblique en bas et en arrière. Cette surface, qu'on peut nommer la *convexité du trochiter*, est recouverte d'une lame cartilagineuse et donne glissement au tendon superficiel du sous-épineux qui va se fixer à l'empreinte et à la crête du trochiter. Quant à la branche profonde de ce muscle, elle s'implante à la face interne de la convexité, mais seulement à la moitié ou aux deux tiers supérieurs ; et le reste de cette surface fait partie de la marge articulaire, ainsi que la portion correspondante de la section antérieure du trochiter.

Le bord antérieur de la grosse tubérosité est prolongé inférieurement par la *ligne âpre* ; et son extrémité postérieure est continuée en bas par le bord externe de l'humérus.

Petite tubérosité ou *trochin*. — Comprise du côté interne entre la coulisse bicipitale et la tête, cette éminence, généralement peu élevée, dépasse le niveau de la tête dans le *cheval*, le *porc* et les *ruminants*.

Elle est peu développée dans l'*homme*, les *singes*, les *rongeurs* et le *chat*.

De même que le trochiter, le trochin se compose de deux parties, l'une *antérieure*, l'autre *postérieure* : 1° la *partie antérieure* ou le *sommet du trochin* n'est bien marquée que dans les *ruminants*, les *équidés* et le *porc*, et donne attache à la branche interne du sus-épineux ; 2° la *partie postérieure* du trochin porte toujours une surface déprimée, ellipsoïde, oblique en arrière et en bas, limitée inférieurement par la *crête trochinienne*, et servant d'insertion au muscle sous-scapulaire.

Enfin, du côté de la tête humérale, le revers de la petite tubérosité concourt par sa partie inférieure à former la marge articulaire, mais dans une bien moindre étendue que la face interne de la grosse tubérosité. Et même, dans quelques mammifères, comme l'*éléphant*, le *bœuf*, etc., cette marge est tellement réduite que le tendon du sous-scapulaire glisse sur le côté interne de la tête de l'humérus.

Coulisse bicipitale. — Toujours comprise entre la grosse et la petite tubérosité, et sculptée sur la partie antérieure de ces éminences, la coulisse bicipitale est externe dans l'*homme*, interne dans les *singes*, les *rongeurs*, les *carnassiers* et le *porc*, interne et antérieure dans l'*éléphant* et les *ruminants*, et antérieure dans les *équidés*.

Chez l'*homme*, elle descend obliquement en dedans et elle est prolongée par un sillon sur le quart supérieur du plan interne de l'os. Ce prolongement inférieur existe encore dans les *singes*, l'*écureuil* et l'*éléphant*, mais non dans le *lièvre*, le *chat*, ni dans les mammifères inférieurs.

La partie supérieure de la coulisse est en continuité avec le bord antérieur de la tête humérale chez l'*homme*, les *singes*, les *rongeurs* et les *carnassiers*. Cette disposition indique la communauté des capsules synoviales. Il n'en est pas ainsi dans le *porc*, les *ruminants* et les *équidés* : il y a même un assez grand espace entre les deux surfaces de glissement.

La coulisse bicipitale, simple dans l'*homme*, les *singes*, les *rongeurs*, les *carnassiers*, l'*éléphant*, etc., est double chez le *rhinocéros*, les *équidés* et les *ruminants*. Dans cette dernière disposition, la gorge externe, toujours plus large et plus profonde que l'interne, est la partie essentielle, celle qui persiste dans le cas de coulisse simple. Toujours aussi la gorge interne et le relief intermédiaire sont sculptés sur la partie antérieure du trochin.

Dans les *équidés*, la coulisse bicipitale, très-élargie, a ses deux gorges inégales, séparées par un gros relief allongé, presque ovoïde, à base circonscrite, et dont la partie inférieure, un peu renflée, se porte légèrement en dedans. Par suite de cette direction, la gorge externe, contrairement à l'interne, est plus large en bas qu'en haut.

Dans la *girafe*, la disposition est à peu près la même que dans le *cheval*.

Dans le *bœuf* il y a moins d'étendue transversale. Les deux gorges, surtout l'interne, sont moins creusées. Le relief qui les sépare est épais, obtus, et ne présente qu'une légère crête.

Il en est de même dans la *chèvre* et le *mouton* ; mais les deux gorges sont encore moins marquées et moins séparées.

En conséquence, le tendon du biceps s'élargit et se moule sur une double coulisse dans les quadrupèdes dont les mouvements étendus et rapides exigent plus de précision que de variété, par exemple, chez les chevaux et les ruminants coureurs.

Cette disposition est conservée, mais atténuée dans les ruminants à allures lentes, et c'est la gorge interne de la coulisse qui tend à s'effacer graduellement.

Cette gorge n'existe plus dans le *porc*, le *lièvre*, les *car-*

nassiers et les *singes inférieurs* : ici la coulisse bicipitale est simple, mais évasée, à bord interne imparfaitement relevé.

Enfin, cette coulisse est simple, à bords redressés et rapprochés, lorsque les mouvements sont très-énergiques et puissants, comme chez l'*éléphant*, ou lorsqu'ils doivent être à la fois étendus et variés, comme chez l'*écureuil*, les *singes supérieurs* et l'*homme*.

CORPS ou DIAPHYSE.

La forme prismatique à trois pans du corps de l'humérus, est peu prononcée chez l'*homme*.

Dans les quadrupèdes, en général, la modification principale tient au développement de la partie supérieure taillée en pyramide renversée, et au resserrement latéral de la partie inférieure, dû lui-même à l'excavation de la gouttière humérale. Lorsqu'à ces dispositions s'ajoute l'élargissement transversal de la partie inférieure, comme chez l'*éléphant*, l'os, vu de face, paraît étranglé dans son milieu, et représente deux pyramides opposées par leur sommet.

Dans tous les cas, il résulte de ces diverses conditions que les trois plans et les trois bords qui les séparent sont peu distincts.

Plan externe. — Toujours pourvu de l'*empreinte* ou *crête deltoïdienne*, le plan externe est divisé par cette surface d'insertion en deux parties ; l'une supérieure l'autre inférieure.

1° La *partie supérieure*, allongée et quadrilatère dans l'*homme*, prend, dans les quadrupèdes la forme d'un triangle à base supérieure, dont la longueur et la largeur varient selon que le bord externe se dirige plus ou moins obliquement en bas et en avant, et selon la position plus ou moins élevée de la crête deltoïdienne.

2° La *partie inférieure* est obliquement creusée de haut en bas, et d'arrière en avant, et forme la *gouttière* de l'humérus, occupée par le muscle brachial antérieur.

L'excavation, à peine sensible dans le *lièvre*, et légère dans l'*homme*, le *sapajou* et le *chat*, est plus marquée dans le *chien*, large et profonde dans l'*éléphant*, le *porc*, les *ruminants* et les *chevaux*.

En haut et en arrière, la gouttière humérale interrompt toujours le bord externe pour se prolonger sur le plan postérieur. Dans l'*homme*, elle ne s'étend que jusqu'en arrière de l'empreinte deltoïdienne. Il en est de même dans les *singes*, ainsi que dans le *lièvre*; mais dans les autres quadrupèdes (*carnassiers*, *porc*, *éléphant*, *ruminants*, *équidés*), elle remonte, ainsi que le muscle qui la remplit, jusqu'à la tête de l'os.

L'*empreinte deltoïdienne*, dont la destination est toujours la même, est, dans l'*homme*, une surface rugueuse, allongée, triangulaire, à base supérieure, située un peu au-dessus de la partie moyenne du plan externe. Dans les *singes*, elle est simplement rugueuse et allongée. Dans les *quadrupèdes*, elle est généralement située moins bas, surtout dans le *mouton*, la *chèvre* et les *chevaux*. Moins élargie, elle prend la forme d'un simple renflement allongé, volumineux dans l'*éléphant*, et plus épais dans le *porc* que dans les *petits ruminants;* ou celle d'une crête peu prononcée, dans le *lièvre* et le *chat*. Cette *crête deltoïdienne*, mince dans l'*écureuil*, moins saillante dans le *chien*, épaisse dans le *bœuf*, est plus élevée et à base mieux circonscrite dans les *équidés*, où elle est plus renversée en arrière que dans le *chien* et le *bœuf*.

Plan interne. — Toujours plus large en haut qu'en bas dans les quadrupèdes et non chez l'homme, le plan interne porte, plus ou moins près du bord interne, les empreintes du grand dorsal et du grand rond; et plus en avant celles de l'omobrachial.

Chez l'*homme*, la moitié inférieure du plan interne donne attache à la partie interne du brachial antérieur. Cette disposition existe aussi, mais incomplétement, dans le *lièvre*. Dans les quadrupèdes, comme chez l'homme, cette région est en rapport avec l'artère humérale et le nerf médian, obliquement dirigés en bas et en avant. Là aussi est ordinairement percé le **trou nourricier de l'humérus**, chez l'*homme*, l'*écureuil*, le lièvre, *le chat* et *l'éléphant*, tandis qu'il est postérieur et externe dans le *chien*, le *porc*, les *ruminants* et les *équidés*.

Enfin, c'est à la partie inférieure du plan interne, au-dessus de la trochlée, que se trouve un trou elliptique, dit *épitrochléen*, dirigé en bas et en avant. Il est compris entre le corps de l'os, et une bride osseuse obliquement tendue, en bas et en arrière, du bord antérieur au bord interne. Sous cette sorte de pont, passent l'artère humérale et le nerf médian.

Le trou épitrochléen existe dans les *sapajous*, l'*écureuil*, le *chat*, le *blaireau* et le *kanguroo*. Cuvier l'indique aussi dans le *putois*, la *marte*, la *loutre*, le *raton*, le *coati*, les *mangoustes*, la *civette*, les *fourmiliers*, les *monotrèmes*, la *taupe* et le *phoque* (1).

Plan postérieur. — Chez l'*homme*, une ligne obliquement dirigée de la partie supérieure du bord interne à la portion épicondylienne du bord externe, divise cette surface en deux parties presque égales : la supérieure est recouverte par le muscle brachial externe, et l'inférieure par le brachial interne.

Dans les quadrupèdes, cette division existe encore ; mais la distribution des masses musculaires n'est plus la même. Dans le *porc*, les *ruminants* et les *équidés*, la section supérieure et externe, qui est la plus étendue, est envahie par la gouttière humérale, et donne attache au muscle brachial antérieur, tandis que les muscles brachial externe et brachial interne sont repoussés vers les bords. La section inférieure, recouverte en dedans par le brachial interne, sert d'implantation au muscle anconé dans toute sa partie postérieure située au-dessus de la fosse olécrânienne.

Bord antérieur. — Encore nommé *ligne âpre* de l'humérus, ce bord est caractérisé par sa naissance à la partie antérieure du trochiter.

Tout-à-fait antérieur dans le *chat* et le *chien*, il est un peu

(1) Il y a, d'après Cuvier, un trou vasculaire analogue, mais situé du côté externe et par conséquent *épicondylien*, dans un saurien, le *Monitor* du Nil.

interne, par sa moitié supérieure, dans les *singes*, le *lièvre*, l'*éléphant* et le *porc*, tandis que cette partie est renversée en dehors chez l'*homme*, les *ruminants* et les *équidés*.

En haut de la ligne âpre s'attache toujours le grand pectoral, en totalité ou en partie. Sur la moitié inférieure s'implante le brachial antérieur, chez l'*homme* et le *lièvre*. Mais, dans le *chien*, le *porc*, les *ruminants* et les *équidés*, cette partie donne insertion aux muscles axillaires superficiels, ainsi qu'à l'huméro-mastoïdien.

Bord externe. — Toujours étendu de la partie postérieure du trochiter à l'épicondyle, le bord externe est interrompu vers son milieu par la gouttière de l'humérus, bien plus largement dans les quadrupèdes que dans l'homme.

A. La *partie supérieure* ou *trochitérienne* se dirige obliquement en bas et en avant vers la surface deltoïdienne, et ces deux parties se confondent pour se réunir ensuite à la section inférieure de la ligne âpre. L'obliquité, très-marquée dans les quadrupèdes, et surtout dans le *porc*, les *ruminants* et les *équidés*, est due à la grande largeur de la gouttière humérale, ainsi qu'à la saillie considérable du bord antérieur et de la crête deltoïdienne; saillie qui entraîne avec elle cette partie du bord externe en avant. Dans l'*homme*, cela résulte simplement de la position reculée du trochiter.

La section supérieure du bord externe forme une crête rugueuse, à peu près rectiligne dans l'*homme*, le *sapajou*, les *rongeurs*, et les *carnassiers;* mais elle décrit une courbe, à convexité antérieure, dans le *porc*, les *ruminants* et les *équidés*.

Cette crête donne toujours attache au brachial externe. En outre, elle est pourvue d'un tubercule destiné à l'insertion du petit rond. Ce tubercule est situé tout-à-fait en haut dans l'*homme*, l'*écureuil*, le *lièvre* et le *chat*. Allongé et placé moins haut dans le *chien*, il forme un mamelon rugueux encore plus descendu dans le *porc* et les *ruminants*. Enfin, dans les *équidés*, il est allongé et situé plus bas, à l'extrémité supérieure de la crête déltoïdienne.

B. La *partie inférieure* ou *épicondylienne* est toujours plus développée que la partie supérieure. Limitée en haut par la gouttière humérale et continue à la ligne oblique du plan postérieur, elle descend sur l'épicondyle en formant une crête, ordinairement rugueuse, dont la saillie augmente graduellement. Mince, tranchante et recourbée en avant dans l'*écureuil*, elle est, au contraire, mousse et peu prononcée dans les *singes* et le *lièvre*. Mais elle est surtout remarquable chez l'*éléphant*. Épaisse et saillante, elle remonte presque droit jusqu'au tiers de l'humérus, et après avoir formé en haut une pointe mousse, elle se réunit à l'os par un bord légèrement échancré.

Chez l'*homme*, cette section du bord externe donne attache, en avant, au brachial antérieur, au long supinateur et au premier radial; en arrière, au brachial interne.

Dans les *quadrupèdes*, il y a généralement, en avant, l'insertion de la masse principale des deux radiaux et de l'extenseur commun des doigts; et, sur le revers postérieur, se fixe le muscle anconé.

Bord interne. — Moins prononcé que les deux autres, surtout chez les quadrupèdes, où il est à peine marqué, le bord interne descend de la partie postérieure du trochin à l'épitrochlée. Il se dirige d'avant en arrière dans l'*homme*, et d'arrière en avant chez les *quadrupèdes*.

EXTRÉMITÉ INFÉRIEURE.

Pour l'exécution des grands mouvements de l'avant-bras sur le bras, et pour les attaches des muscles moteurs de l'avant-bras et de la main, cette extrémité forme une masse renflée, composée de parties articulaires et non articulaires.

Elle est comprimée d'avant en arrière, et, par conséquent, toujours plus étendue transversalement que dans le sens antéro-postérieur. Cette disposition est d'autant plus marquée, que les mouvements des os de l'avant-bras sur l'humérus, doivent être plus variés, comme chez l'*homme*, les *singes*, l'*écureuil*, le *chat*, etc. La différence entre les deux dimensions est déjà

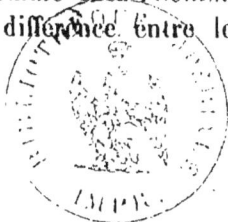

moins grande dans le *lièvre*, le *chien*, etc. Il y a encore beaucoup de largeur dans le *porc*, les *ruminants* et les *équidés*; mais il y a plus d'épaisseur; et si on examine le côté interne, on voit que, par suite du développement de l'épitrochlée en arrière, il y a là autant d'étendue que dans le sens transversal.

La surface articulaire est sculptée de telle manière qu'elle se compose toujours de deux parties : l'une externe ou le *condyle*; et l'autre interne ou la *trochlée*.

La distinction entre ces deux parties est quelquefois peu évidente; cela dépend surtout de la saillie plus ou moins prononcée que forme le bord externe de la trochlée. Ainsi, cette délimitation, à peine sensible dans l'*éléphant*, encore peu marquée dans le *chat*, est plus nette dans l'*homme*, le *chien*, le *porc*, les *équidés*, et plus encore dans les *ruminants*; mais, dans aucun, elle n'est aussi tranchée que dans le *lièvre* et le *lapin*.

Cependant, il est une erreur difficile à expliquer et que j'ai déjà combattue dans un précédent travail : elle appartient aux vétérinaires qui, dans leurs ouvrages sur l'anatomie des animaux domestiques, ont jusqu'à présent décrit la surface articulaire inférieure de l'humérus, comme formée d'une *trochlée en dehors* et d'un *condyle en dedans*.

Condyle. — Le *condyle*, partie secondaire de la surface articulaire, a toujours moins d'étendue transversale que la trochlée, partie essentielle ; mais la différence est moins grande chez l'*homme* que dans les *quadrupèdes*, et, parmi ces derniers, chez les *rongeurs* et les *carnassiers* que dans les *ruminants* et les *équidés*.

Un autre caractère constant et distinctif pour le condyle, c'est qu'il a moins d'étendue que la trochlée dans le sens antéropostérieur. Sa courbe ne décrit guère qu'un demi-cercle et se termine à la partie inférieure de la surface articulaire. La trochlée, au contraire, se prolonge et remonte en arrière jusque dans la fosse olécranienne, en formant un cercle presque complet.

Il y a aussi , pour le condyle et la trochlée , des connexions différentes , bien que variées suivant les besoins : le condyle repose toujours sur le radius , — exclusivement chez l'*homme ;* — avec la partie externe de la trochlée, dans le *chat* et le *chien ;* — avec toute la trochlée dans le *lièvre* , le *porc* , les *ruminants* et les *équidés.* Et même chez l'*éléphant* , où les deux surfaces sont supportées par le cubitus , on voit , en avant , le radius se mettre en rapport avec le condyle et la portion externe de la trochlée. Mais toujours la trochlée répond , en arrière , à l'échancrure sigmoïde du cubitus , et jamais le condyle n'est en contact avec cette partie.

Trochlée. — La *trochlée* constitue les deux tiers de la surface articulaire, dans l'*homme* , les *rongeurs* , les *carnassiers* et l'*éléphant ;* et les trois quarts , dans le *porc* , les *ruminants* et les *équidés.*

Sa partie essentielle est sa *gorge* qui s'étend toujours de la fosse coronoïde à la fosse olécrânienne , où elle se termine par un rebord transverse , saillant et tranchant , surtout dans le *lièvre* , le *porc* et les *ruminants.*

Des deux bords de la trochlée, l'*externe* , toujours moins développé que l'interne , forme un relief antéro-postérieur établissant la démarcation entre la trochlée et le condyle. Il est mousse dans l'*homme*, le *chien*, le *mouton*, le *bœuf*, les *équidés* et le *porc ;* — un peu aigu dans la *chèvre ;* — mince et tranchant dans le *lièvre* et le *lapin ;* — mais dans le *chat* , l'*éléphant* et quelquefois dans le *porc* , il est refoulé et presque confondu avec la surface du condyle.

Le *bord interne* forme toujours la partie la plus saillante de la surface articulaire , excepté chez la *chèvre* , où le bord externe du condyle est aigu et un peu plus proéminent en avant et en bas , mais non en haut.

Il est toujours épais , excepté dans le *lièvre* et le *lapin* , où il est mince , tranchant et redressé.

Dans l'*homme*, le *chat* et le *chien* , il est très-saillant , mais oblique en bas et en dedans.

Dans le *porc* , les *ruminants* et les *équidés*, il est plus épais, moins proéminent et tout-à-fait renversé du côté interne, de manière à former une large surface hémi-cylindroïde, destinée à supporter le poids du corps principalement rejeté en dedans.

De ces diverses dispositions, il résulte que la surface articulaire inférieure de l'humérus, bien que très-variée dans sa conformation, présente toujours les mêmes parties essentielles. Que si, par exemple, dans les *rongeurs*, le condyle et la trochlée sont parfaitement sculptés et distincts, — il y a, dans *l'homme* et les *ruminants*, apparence de deux trochlées, — tandis que, dans le *chat* et l'*éléphant*, il semble, au premier abord, qu'il n'y ait qu'une gorge comprise entre deux bords épais, etc.

Epicondyle. — Cette éminence, à insertions ligamenteuses et musculaires, est située en dehors et en arrière du condyle.

Elle a généralement la forme d'un renflement rugueux, conoïde, dont le sommet, dirigé en haut, est continu avec le bord externe. Sa base est plus saillante, mieux détachée en avant qu'en arrière.

L'épicondyle donne toujours attache, en avant, au second radial et à l'extenseur commun des doigts; en bas, au ligament latéral externe; en arrière, à l'anconé, et, plus bas, au cubital externe. En outre, dans *l'homme*, le *chat* et le *chien*, il donne insertion, en bas et en avant, à l'extenseur propre du petit doigt, et, plus en dehors, au court supinateur.

Epitrochlée. — Toujours plus développée que l'épicondyle, et ayant des usages analogues, l'épitrochlée est située en dedans et en arrière de la trochlée. Elle se renverse d'autant plus en arrière qu'elle appartient à des mammifères plus éloignés de l'homme.

L'épitrochlée donne attache antérieurement au ligament latéral interne, qui se fixe aussi sur la face interne de la trochlée, simplement rugueuse.

Les muscles qui s'implantent sur l'épitrochlée sont d'avant

en arrière : le rond pronateur, le grand et le petit palmaires, le cubital interne, les fléchisseurs profond et superficiel des doigts.

Fosse coronoïde. — Immédiatement au-dessus de la surface articulaire, et en avant, l'extrémité inférieure de l'humérus est élargie, et sa surface est creusée d'une excavation rugueuse, dite *fossette* ou *fosse coronoïde.* Cette cavité, principalement destinée à l'attache des faisceaux ligamenteux antérieurs, est comprise entre deux bords inversement obliques qui semblent formés par la bifurcation inférieure de la ligne âpre.

Fosse olécrânienne. — En arrière, à l'opposé de la fosse coronoïde, est la fosse *olécrânienne*, destinée à recevoir le bec de l'olécrâne pendant l'extension.

Irrégulièrement triangulaire, elle est limitée en bas par la gorge trochléenne et comprise entre deux bords écartés inférieurement.

Chez l'*homme* et dans les *singes* supérieurs, elle a peu d'étendue et peu de profondeur. Elle est creusée sur une surface élargie et à peu près plane.

Mais dès que la solidité devient le but essentiel à remplir et que le poids du corps à soutenir devient plus considérable, l'enclavement du crochet est plus marqué.

C'est ainsi que dans le *chien*, la fosse olécrânienne est profonde, à bords élevés et peu renversés sur la cavité : l'interne, plus épais et plus saillant, est constitué par l'épitrochlée, comme dans le chat et le lièvre ; et, de même que dans ces animaux, le bord externe n'est pas encore formé par l'épicondyle.

Mais c'est surtout dans le *porc*, les *ruminants* et les *équidés*, que la fosse olécrânienne est remarquable par sa profondeur et son encaissement. Pour que la réception du crochet olécrânien soit plus parfaite et son emboîtement plus exact, la cavité est resserrée, plus longue que large. Ses bords très-élevés, surtout l'interne, se renversent l'un vers l'autre. Ils sont comprimés latéralement et formés par le développement supérieur et postérieur de l'épicondyle et de l'épitrochlée. La grande saillie du bord interne semble destinée à résister plus efficacement à la pression que le poids du corps exerce toujours avec plus d'intensité en dedans qu'en dehors.

Toutes ces dispositions, peu marquées dans l'*éléphant*, sont à leur maximum de développement chez le *bœuf*. Encore très-prononcées dans les *équidés* et le *porc*, elles sont un peu atténuées dans la *chèvre* et surtout dans le *mouton*.

Enfin, la lame osseuse qui sépare la fosse olécrânienne de la fosse coronoïde est nécessairement amincie : elle est généralement un peu transparente, si ce n'est dans les *chevaux*.

Chez le *chien*, le *lièvre* et le *lapin*, elle est percée d'une ouverture, à peu près circulaire, — que l'on retrouve, d'après Cuvier, chez les *hyènes*, le *porc-épic*, le *cabiai*, le *paca*, l'*agouti*, le *daman*, etc.

CONCLUSIONS.

1° Dans l'homme et dans les quadrupèdes, l'humérus est le seul rayon osseux de la région du bras.

2° Il est toujours parallèle au sternum.

3° Sa longueur est en raison inverse de la longueur de la main.

4° Il n'est pas tordu. Son corps est prismatique, à trois pans, et ses extrémités sont renflées.

5° L'*extrémité supérieure* porte toujours une *tête* articulaire et deux tubérosités : la *grosse tubérosité* ou *trochiter* et la *petite tubérosité* ou *trochin*. Ces deux éminences, auxquelles on peut reconnaître, lorsqu'elles sont complétement développées, un *sommet*, une *convexité* et une *crête*, donnent attache : la première au sus-épineux et au sous-épineux, la seconde au sus-épineux et au sous-scapulaire.

6° Entre les deux tubérosités, se trouve la *coulisse bicipi-*

tale, ordinairement simple, quelquefois double ; et, dans ce dernier cas, la gorge supplémentaire est toujours l'interne.

7° Sur le *plan externe* de l'humérus, on voit la *surface deltoïdienne*, et, au-dessous, la *fosse* ou *gouttière humérale*, destinée au brachial antérieur.

8° Sur le *plan interne*, se trouvent l'empreinte du grand rond et du grand dorsal, et, plus en avant, celles de l'omo-brachial. En bas, on rencontre le *trou épitrochléen*, chez quelques mammifères.

9° Le *plan postérieur*, divisé en deux portions par une ligne oblique, est recouvert par les muscles brachial externe, brachial interne, anconé, etc.

10° Le *bord antérieur* ou *ligne âpre* descend toujours de la partie antérieure de la grosse tubérosité. Il donne attache, en haut, au grand pectoral, et, plus bas, soit au brachial antérieur, soit aux muscles axillaires superficiels, huméro-sterno-mastoïdien, etc.

11° Le *bord externe* s'étend toujours de la partie postérieure du trochiter à l'épicondyle. Il est interrompu par la fosse humérale. Sa *partie supérieure* ou *trochitérienne* offre le tubercule du petit rond et la crête du brachial externe. Sa *partie inférieure* ou *épicondylienne* donne généralement attache au long supinateur, aux deux radiaux, à une partie de l'extenseur commun des doigts, à l'anconé, etc.

12° Le *bord interne*, peu prononcé, descend de la partie postérieure du trochin à l'épitrochlée, et donne insertion, en haut, principalement au brachial interne.

13° L'*extrémité inférieure* est pourvue d'une grande surface articulaire, composée d'un *condyle* en dehors et d'une *trochlée* en dedans. Elle porte aussi deux éminences nommées, en raison de leur position, *épicondyle* et *épitrochlée*. L'épicondyle donne généralement attache au ligament latéral externe, à l'extenseur commun des doigts, à l'anconé, au cubital externe, etc. Sur l'épitrochlée se fixent le ligament interne, les muscles rond pronateur, grand palmaire, cubital interne, fléchisseurs des doigts, etc.

14° Au-dessus de la surface articulaire, on voit, en avant, la *fosse coronoïde*, servant principalement à l'attache des faisceaux ligamenteux antérieurs ; et, en arrière, la *fosse olécrânienne*, destinée à recevoir le bec olécrânien du cubitus pendant l'extension.

15° Enfin, la lame osseuse qui sépare ces deux fosses, généralement mince, est perforée dans quelques carnassiers (*chien*, *hyène*, etc.) et chez certains rongeurs, tels que le *lièvre*, le *porc-épic*, le *cabiai*, l'*agouti*, etc.

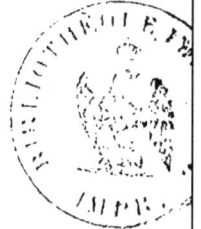

TOULOUSE, IMPRIMERIE DE J.-M. DOULADOURE.